LETTRE

SUR LE TRAITEMENT

DES

FIÈVRES INTERMITTENTES

DE L'ALGÉRIE.

OUVRAGES

DU MÊME AUTEUR.

Recherches sur les Fièvres intermittentes du nord de l'Afrique. Paris, 1835.

Traité des Fièvres, ou irritations cérébro-spinales intermittentes, d'après des observations recueillies en France, en Corse et en Afrique. Paris, 1836.

Aide-Mémoire médico-légal, de l'officier de santé de l'armée de terre, par F. C. Maillot et J. A. A. Puel; ouvrage dans lequel sont traitées toutes les questions de droit relatives à la médecine militaire, à l'opération médicale du recrutement, et aux devoirs que les Officiers de santé ont à remplir dans les diverses positions où ils sont placés; publié avec autorisation du Ministre de la Guerre et encouragé par le Conseil de santé des armées. Paris, 1842.

LETTRE

SUR LE TRAITEMENT

DES

FIÈVRES INTERMITTENTES

DE L'ALGÉRIE,

ADRESSÉE

A M. LE DOCTEUR GOURAUD PÈRE,

Ancien médecin de la succursale de l'hôtel des Invalides,

PAR

F. C. MAILLOT,

Médecin en chef, premier professeur à l'Hopital-Militaire d'instruction de Lille,
Chevalier de l'ordre royal de la Légion d'Honneur, etc.

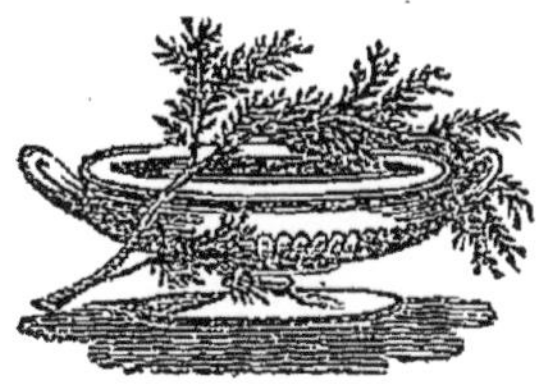

LILLE,
IMPRIMERIE DE VANACKERE, LIBRAIRE,
GRANDE-PLACE, 7.
1846.

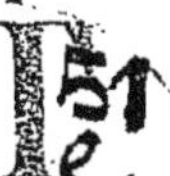

LETTRE

SUR LE TRAITEMENT

DES FIÈVRES INTERMITTENTES

DE L'ALGÉRIE,

ADRESSÉE

à M. le Docteur GOURAUD père,

Ancien Médecin de la Succursale de l'hotel des Invalides,

PAR

F. C. MAILLOT,

Médecin en chef, premier Professeur à l'Hôpital-Militaire d'instruction de Lille, Chevalier de l'ordre royal de la Légion d'Honneur, etc.

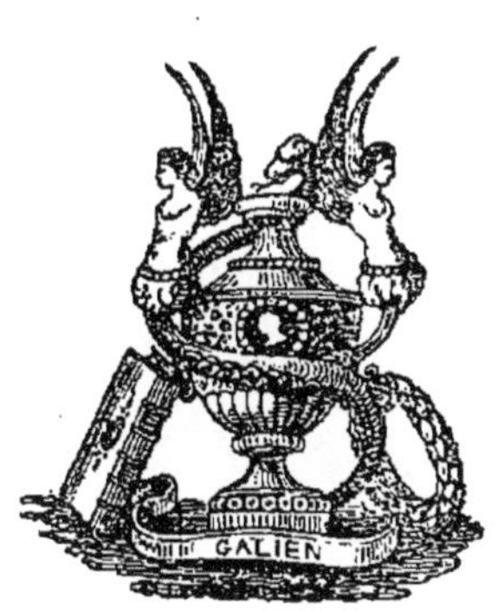

LILLE,

IMPRIMERIE DE VANACKERE, LIBRAIRE.

Grande-Place, 7.

1846.

A MONSIEUR GOURAUD, PÈRE.

Monsieur,

Vous avez écrit de si belles pages sur les fièvres intermittentes (1), vous avez si généreusement, si loyalement applaudi aux efforts de vos contemporains que, du fond de votre retraite, vous devez, je n'en doute pas, porter le plus vif intérêt aux travaux des médecins qui nous ont succédé en Algérie. Ces sentimens, je les partage, et je suis heureux toutes les fois que de nouvelles recherches viennent élucider les questions si difficiles et si importantes de la pathologie de ce pays, où nous avons eu l'honneur de militer en même temps.

Que votre cœur, Monsieur, a dû cruellement souffrir en lisant le mémoire que M. Casimir Broussais vient de publier sur ce sujet, et dans lequel il apporte, en 1846, l'autorité de sa parole à ce que j'ai avancé, en 1834 (2),

(1) Etudes sur la fièvre intermittente pernicieuse dans les contrées méridionales. Avignon, 1842.

(2) Journal hebdomadaire des progrés, des sciences et institutions médicales. T. 4, p. 328; 1834.

sur le traitement des fièvres intermittentes et rémittentes, parmi lesquelles, à tort ou à raison, il range, sans distinction aucune, les affections auxquelles j'ai donné le nom de *fièvres pseudo-continues* : « Comme » moi, il a une grande confiance dans les saignées asso- » ciées au sulfate de quinine... Elles enlèvent le mal en » quelques heures, pour ainsi dire.... »

Que j'aie, moi, en 1834, avoué de semblables propositions, c'était tout simple : nous n'avions pas été éclairés encore par le flambeau de votre génie, puisque vous ne nous avez fait voir la lumière qu'en 1842. Mais aujourd'hui, en l'an de grâce 1846, et de votre ère le quatrième, c'est faire preuve d'un entêtement inconcevable. Aussi j'espère bien que vous allez tancer d'importance ce jeune récalcitrant! Terrassez-le sans pitié, je vous en conjure! Jetez-le sur ce lit d'épines où vous nous avez tous cloués ; et ce pauvre Bailly, de Blois, qui ne peut vous répondre de l'autre monde ; et ce pauvre M. Worms, cet esprit si incisif et si subtil ; et ce pauvre Boudin, mon excellent et si savant ami. Je ne parle que de ceux que vous avez mis au pilori et que, de par vous, vous avez condamnés à la géhenne. Vous en écorchez beaucoup d'autres encore, et des meilleurs ; mais cependant, pour ceux-là, j'en conviens, vous avez été assez bon prince.

Vraiment, Monsieur, vous avez fait une œuvre fort drôlatique. J'aime les excentricités ; c'est dans ma nature : à ce titre donc, votre livre a beaucoup de droits à me plaire, et il serait infiniment de mon goût, si vous ne m'aviez pas si mal traité. Soit dit entre nous, vous m'avez trop rudoyé ; et je ne sais en vérité à quoi l'attribuer ; car, la main sur la conscience, je ne méritais ni cet excès d'honneur, ni cette indignité. Mon pauvre nom reparait, à chaque instant, dans votre livre : dès la préface, je me suis heurté à une phrase aigre-douce qui ne me présageait rien de bon pour l'avenir, et je ne m'étais pas trompé. Entre autres aménités à mon adresse, je trouve celle-ci à la page 126 · « Un des travers de » l'époque est le mépris que les jeunes hommes affec- » tent pour les anciens et les modernes. »

Il est heureux pour moi, Monsieur, que vous disiez dans une note, page 134, que *vous ne me connaissez pas personnellement*. Il est heureux aussi que, pour faire cette incroyable sortie, *vous ne me parlez pas par la fenêtre* (page 312), ainsi que vous dites si gentiment pour notre collègue Boudin, à l'occasion des préparations arsénicales; car si vous n'aviez pas eu cette réserve, si vous aviez placé tout le monde dans votre confidence, vous sentez bien que je n'oserais plus mettre le nez à la porte. Mais il me semble, Monsieur, que puisque vous ne me connaissiez pas, il y avait encore mieux à faire, il fallait ou vous taire à ce sujet, ou prendre des renseignements sur mon compte, et alors vous auriez su que j'ai toujours professé une profonde vénération pour les vieillards. Elève, professeur, j'ai toujours aimé à les écouter, à profiter de leurs conseils; j'ai constamment recherché leurs avis : et aujourd'hui, premier professeur, médecin en chef de l'un des hôpitaux militaires d'instruction, je n'ai pas changé. Plusieurs de mes premiers maîtres vivent encore; et j'ai pour eux une piété filiale, comme quelques-uns ont pour moi une affection de père.

Vous vous vantez beaucoup, Monsieur, de connaître les anciens; je ne vous crois pas; et ma raison, la voici : Notre esprit se ressent des lectures qui nous sont familières, de même que notre société habituelle modifie notre caractère et nos mœurs. Eh bien ! Monsieur, dans les anciens, vous ne trouverez rien qui ressemble à vos allures. Certes, ce n'est ni dans Hippocrate, ni dans Sydenham, ni dans Baillou, ni dans Baglivi, que vous avez pris vos modèles. A l'école de ces grands maîtres, on apprend à respecter soi et les autres, et c'est ce que vous ne faites pas. Recevez, en passant, cette leçon d'un homme que vous voulez bien appeler jeune, et qui serait fort disposé, je vous assure, à vous croire sur parole, si sa barbe grisonnante ne le prémunissait contre vos flagorneries

Je ne vous connais pas personnellement non plus, moi, Monsieur ; tout ce que je sais de vous se réduit à ceci, et je n'y trouve pas l'éloge de votre cœur. Vous êtes entré dans notre corps contrairement aux lois et ordonnances qui nous régissent ; mais vous n'aviez pas de pain et nos rangs se sont ouverts pour vous recevoir. Vous étiez dès-lors obligé, ce me semble, à quelque reconnaissance. Loin de là, vous n'avez eu que des paroles outrageantes pour ceux d'entre nous qui, malgré les fatigues de la guerre, recueillaient péniblement des matériaux pour la science. Si nous nous trompions, vous pouviez le dire et le prouver ; c'était votre droit. Mais, tout en nous réfutant, vous deviez nous tenir compte de nos efforts pour faire le bien, et vous ne deviez pas nous combattre avec des armes dont ne se servent jamais les gens bien élevés.

Je reviens, Monsieur, à votre charmante note de la page 134, elle me semble trop jolie pour que je résiste plus longtemps à la tentation de la transcrire ; la voici donc : « Nous ne connaissons pas le docteur Maillot
» personnellement, et nous lui croyons les meilleures
» intentions ; mais quand nous le voyons professeur à
» l'hôpital militaire d'instruction de Metz, à son retour

» d'Algérie, où sa méthode a dû coûter la vie à tant de » nos soldats, nous ne pouvons nous contenir, et nous » crions : au feu ! » C'est très-beau, fort beau; et il ne me paraît pas possible de faire mieux. Je ne vous crois pas cependant aussi méchant que vous vous efforcez de le paraître. Je ne pense pas, par exemple, que votre désir soit de me voir rôtir sur des charbons ardents. Je soupçonne que vous avez voulu tout simplement pousser un cri d'alarme pour engager les jeunes gens à fuir mon enseignement. Notez bien cependant, Monsieur, que si l'administration vous avait pris au sérieux, elle m'eût enlevé une position que je ne devais qu'à mon travail; et quoique ce soit moins grave que d'être grillé tout vif, c'est encore plus de mal, je pense, que vous ne m'en souhaitez.

Quant à l'influence sur la mortalité en Algérie de ce que vous voulez bien appeler ma méthode, bien que ce ne soit qu'un retour aux idées des anciens, vous tenez décidément à ce qu'elle ait été désastreuse. Voilà qui est étrange, Monsieur, après les événements si connus de Bone, après la consécration que le temps a donnée à la doctrine que j'ai formulée, et que, pour me servir des expressions de M. C. Broussais, j'ai *scientifiquement établie, en signalant franchement les faits tels qu'ils s'étaient présentés à mon esprit étonné..... en faisant connaître par des preuves authentiques et suffisamment accumulées, un genre de maladie tout nouveau pour la plupart des médecins français.*

Vous voyez donc, Monsieur, que, malgré vos mirifiques travaux, mes idées thérapeutiques sont devenues celles de *la plupart des médecins de l'Algérie*, ainsi que le dit encore M. C. Broussais, dont les recherches, toutes récentes, viennent pleinement, sur ce point, confirmer les miennes. Aussi, malgré vos assertions, je continuerai à croire que j'ai rendu de grands services à l'armée d'Afrique; que j'ai largement contribué à diminuer la mortalité dans ses rangs, et que, chaque année, plusieurs centaines de malades me doivent la conservation de leur existence. C'est du reste une opinion consacrée dans le corps des officiers de santé militaires.

Voulez-vous plus, Monsieur; désirez-vous le témoignage d'un médecin qui a été acteur bien dévoué, bien zélé, bien consciencieux dans les épidémies de Bone en 1833, 35, 36 Voici ce que m'écrivait de cette ville, à la date du 24 juin 1836, M. Hutin, aujourd'hui chirurgien en chef à l'hôtel royal des Invalides.... « Ces
» succès, mon cher Maillot, c'est à vous que nous les
» devons. C'est vous qui nous avez démontré la nature
» intermittente des gastro-céphalites de Bone; c'est vous
» qui avez fixé notre attention sur les fièvres perni-
» cieuses qui nous environnent et qui nous en avez in-
» diqué le traitement. Avant votre arrivée ici, en 1833,
» j'ai été le témoin de la crise d'été pendant laquelle nous
» avons perdu plus de 1,100 malades, et j'ai vu avec
» douleur échouer tous nos traitements... Nous recon-
» naissions tous des gastro-entéro-céphalites, et presque
» jamais le traitement applicable à ces maladies ne
» nous réussit !! Aussi est-ce avec enthousiasme que
» nous avons adopté votre médication; et à votre exem-
» ple le sulfate de quinine à la dose de 20, 30 et 80
» grains, a remplacé dans nos mains avec un avantage
» immense les déplétions sanguines... C'est donc à
» vous, mon ami, que nous devons de voir clair dans
» les maladies de Bone; je me plais à vous le répéter,
» parce que c'est ma conviction et que j'ai besoin de
» vous payer cette dette. Placé dans une position indé-
» pendante, à l'abri de tout esprit de ridicule et ja-
» louse rivalité, je suis heureux de pouvoir rendre à César

» ce qui appartient à César. Mon témoignage ne saurait
» être suspect. »

Je ne vous suivrai pas, Monsieur, dans toutes vos attaques personnelles ; j'en fais bon marché. J'arrive à un point très-essentiel, à la partie pratique de mes travaux ; je transcris vos paroles : « Le docteur *Maillot*,
» un disciple de *Broussais*, se borne pour toute modifi-
» cation de doctrine médicale à placer le siége de la
» fièvre dans le centre cérébro-spinal. A cette différence
» près, la fièvre intermittente d'Afrique est la même
» que celle du Val-de-Grâce, et comporte le même trai-
» tement. Ce n'est plus le quinquina qui guérit l'inter-
» mittente, c'est la saignée; ainsi il faut, à l'inverse de
» la tradition, commencer par combattre les lésions
» viscérales. »

Oui, Monsieur, je suis élève de Broussais, et je serai toujours fier d'avoir eu un tel maître, et que je vous plains de n'avoir pas compris; oui, Monsieur, je suis élève du Val-de-Grâce, de cette école qui a tant fait progresser la science, et dont l'influence, malgré ses erreurs, se perpétuera de siècle en siècle. Oui, Monsieur, enchaîné par le respect et par ma foi dans la parole du maître, je croyais, à mon arrivée en Corse, à la fièvre intermittente telle qu'on l'entendait au Val-de-Grâce, et je l'ai écrit ; c'était au moins prouver que je ne suis pas du nombre de ces *jeunes hommes qui n'ont que du mépris pour les anciens et les modernes*.

Mais lorsque j'ai publié, en 1834, 35 et 36, mes divers travaux sur les fièvres de l'Algérie, j'étais en dissidence complète avec l'école qui m'avait élevé. MM. C. Broussais et Hutin viennent de vous le dire. C'est même là, vous le savez très-bien, le point de départ des écrits importants qui, depuis cette époque, se sont succédés sur les maladies de l'Afrique. Mais altérant la portée des faits, vous donnez, comme exprimant ma pensée dernière, les observations que je cite, au contraire, pour montrer les tâtonnements par lesquels nous avons dû passer pour arriver à la véritable médication des affections paludéennes. Ces faits, je les signalais précisément pour éviter à nos successeurs les épreuves douloureuses que nous avions traversées. C'est donc, de votre part, un procédé qui n'est ni loyal ni adroit.

C'est avec la même déloyauté et avec la même maladresse que vous appliquez aux fièvres des pays chauds et marécageux, ce que je dis des mêmes fièvres dans les pays tempérés. Vous avez cependant dû voir que, à la page 347, je parle du traitement de ces dernières, et que c'est à la page 369 que se trouvent exposés les principes de la thérapeutique propre aux premières. Relisez donc ces passages, Monsieur, et vous verrez que personne, plus que moi peut-être, n'a insisté sur la nécessité, dans les pays chauds et marécageux, 1° de donner immédiatement le sulfate de quinine; 2° de l'administrer à des doses très-élevées.

Il nous reste un mot à dire des saignées combinées avec l'emploi du sulfate de quinine. C'est aujourd'hui, comme vous l'apprend M. C. Broussais, la médication de la plupart des médecins de l'Algérie; c'est la médication qui lui a paru la plus rationnelle, et c'est ce qui me procure l'occasion de vous adresser ces quelques lignes. Parmi les anciens, il en est très-peu qui n'aient pas saigné plus ou moins. *Senac*, par exemple, que vous invoquez avec tant d'effusion était, dans ces cas, un saigneur bien autrement hardi que les médecins de notre époque : ou vous ne l'avez pas lu, ou vous avez oublié ce qu'il dit; car vous y trouvez ce qui suit : « Mihi quidem quoties initio pertinax occurrit febris quæcunque intermittens, vel intenditur ejus vis, ad venæ

» sectionem, licet anteà celebrata sit, confugere semper » mos est; nec me unquàm eam tentasse pœnituit. » Vous y voyez encore que, ainsi que moi, il sait que, dans plusieurs circonstances, les évacuations sanguines ont paru augmenter la gravité des accidents; et cela précisément quand les saignées n'ont pas été assez larges. « Cùm parcius, dit-il, adhibita esset venæ sectio, gra» viora esse solebant symptomata. » Il veut surtout, ainsi que moi encore, que l'on insiste sur les saignées quand les fièvres intermittentes ont de la tendance à devenir continues; et il parle à ce sujet d'une constitution médicale, dans laquelle on était obligé de faire trois ou quatre saignées, et même jusqu'à cinq ou six. Votre exemple, Monsieur, comme vous voyez, est bien mal choisi, et je n'aurais pas pu trouver une autorité plus forte en faveur de mes idées sur l'emploi de la saignée dans les fièvres intermittentes, si ces idées ne se défendaient d'elles-mêmes. Ici donc encore, vous n'avez pas été mieux avisé que dans vos autres objections; vous jouez vraiment de malheur.

Ainsi, Monsieur, que je consulte les anciens, ou que je demande ce que font aujourd'hui les médecins qui pratiquent dans les pays marécageux, je vois que, pour presque tous, la médication des fièvres intermittentes repose sur les principes que j'ai établis pour celles de l'Algérie, je vois que mes opinions étendues, élargies, développées, fécondées par des travaux sérieux, et surtout par ceux de M. Boudin, servent maintenant de règles à la généralité des médecins de l'armée; je vois qu'aucun de ces médecins ne s'est laissé ébranler par vos attaques et ne s'est rangé sous votre bannière.

Mais ce que je ne distingue pas aussi nettement, ce que même je ne comprends pas du tout, c'est la cause de votre âcrimonie; c'est son but; c'est votre constance à dénaturer les faits, à les tronquer, à les citer dans un sens tout opposé à celui dans lequel ils ont été compris par tout le monde; c'est en un mot de me supposer des opinions toutes contraires à celles que j'ai publiées.

Je sens très-bien, Monsieur, que mes reproches sont sévères; mais ne les méritez-vous pas, surtout si vous avez bien pesé la portée de vos accusations? Car, il ne faut pas se le dissimuler, ces accusations ne retombent pas seulement sur moi; elles doivent frapper encore, et nos collègues qui persistent dans cette voie, et les chefs qui les laissent agir, et l'administration qui serait bien coupable d'abandonner ainsi le sort de nos soldats à des théories erronées et si fatales dans leur application.

Voilà cependant, Monsieur, où vous ont entraîné vos paroles irréfléchies. J'aime à croire que c'est à votre insu, car je ne puis admettre une malveillance qui irait aussi loin. Aussi, Monsieur, je vous quitte sans haine et sans rancune; vivez heureux, vivez longtemps : Mais à l'avenir soyez plus circonspect, ayez plus de mesure dans vos attaques contre des hommes dont le dévoûment ne peut être mis en doute et contre des idées médicales qui ont aujourd'hui force de loi. Tenez pour certain aussi que malgré leur amour de la paix et de la retraite, ces mêmes hommes ne souffriront jamais, sans y répondre dans la limite de leurs droits, les attaques qui sortiront des convenances. Si, pour mon compte, je ne l'ai pas fait plus tôt, c'est que précisément, par la nature de votre travail, j'étais condamné au silence : en effet, je n'avais à vous opposer que des faits et des raisonnements dont vous ne vouliez pas; il me fallait donc attendre patiemment qu'une voix connue dans la science vînt prononcer entre vous et moi, et j'ai su attendre. Permettez-moi, Monsieur, de m'en applaudir ; car je ne pouvais désirer une solution plus heureuse à ce grand procès, et il est évident que ma cause est à tout jamais gagnée sans appel.

Lille, le 19 octobre 1846.

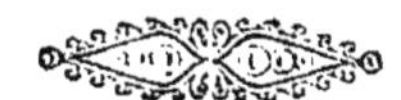

LILLE. — IMP. DE VANACKERE.

www.ingramcontent.com/pod-product-compliance
Ingram Content Group UK Ltd.
Pitfield, Milton Keynes, MK11 3LW, UK
UKHW012313240726
13966UKWH00005B/1851

9 782011 905628